MÉMOIRE

SUR UN

NOUVEL INSTRUMENT

DE CHIRURGIE.

MÉMOIRE DESCRIPTIF

ET RAISONNÉ

SUR L'UTILITÉ ET LES AVANTAGES

D'UN

NOUVEL INSTRUMENT

DE CHIRURGIE,

PRÉSENTÉ A L'ACADÉMIE ROYALE DE MÉDECINE

DE PARIS,

PAR J.-B. FILHOL,

DOCTEUR EN MÉDECINE.

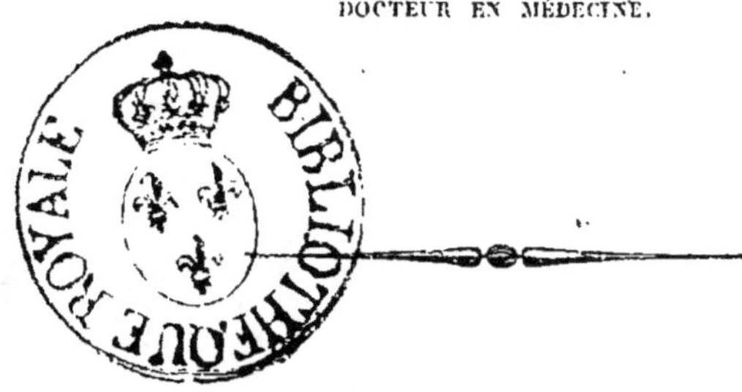

PARIS,

IMPRIMERIE DE GUIRAUDET,

RUE SAINT-HONORÉ, Nº 315.

1831.

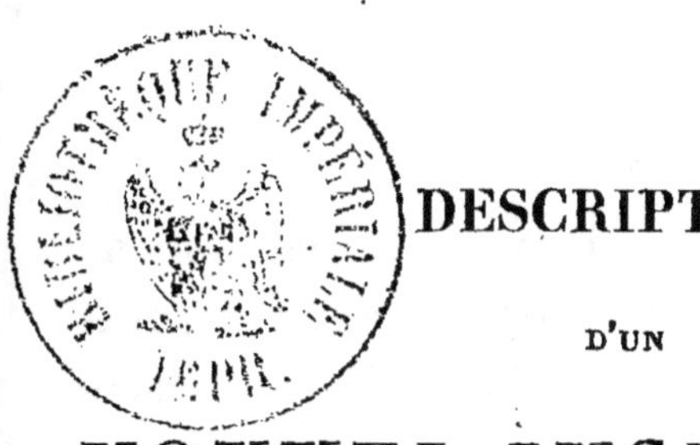

DESCRIPTION

D'UN

NOUVEL INSTRUMENT

DE CHIRURGIE.

———

Depuis long-temps je m'étais aperçu que nous manquions d'instruments propres aux traitements de diverses maladies, telles que celles des voies urinaires, digestives et aériennes. J'avais même remarqué que, parmi les instruments en usage dans ces sortes de maladies, plusieurs pouvaient être supprimés, à cause de la difficulté qu'on éprouve à les employer et à les transporter d'un lieu à un autre.

Mais, pour proposer une telle réforme, il fallait leur substituer un instrument qui pût offrir les mêmes avantages sans avoir les inconvénients que je viens de signaler.

L'instrument que j'ai l'honneur de présenter à l'académie me paraît remplir le but que je viens d'indiquer; il est très simple, quoiqu'au premier coup-d'œil, il paraisse assez compliqué. Les changements des diverses pièces qui le composent sont très faciles. Il a toutes les dimensions nécessaires pour être employé à tous les usages auxquels je le destine, et la solidité et la facilité s'y trouvent réunies.

APPAREIL FILHOL.

Nouvel instrument de chirurgie.

Cet instrument est une espèce de pompe aspirante et foulante, destinée aux traitements des maladies des voies urinaires. On s'en sert pour introduire dans la vessie les liquides appropriés aux divers genres de maladies, ainsi que pour en extraire, par aspiration et sans fatiguer les malades, les fluides viciés ou chargés de sédiments plus ou moins épais. On peut également l'employer dans un grand nombre d'autres cas pour porter des liquides dans différentes parties du corps.

Cet instrument, de petit volume, d'une forme commode et très facile à faire agir, peut remplacer avec avantage toute espèce de seringue, n'importe à quel usage on les destine, dans toutes les maladies où elles sont ordinairement employées.

On l'emploiera donc pour remédier aux différentes sortes d'épanchements sanguins et autres, qui produisent souvent des accidents graves et même mortels, lorsqu'i's dépendent de la rupture d'un vaisseau. On s'en servira pour extraire le liquide épanché soit dans une cavité, soit dans les plaies pénétrantes occasionées par des instruments tranchants et piquants, lorsqu'il est urgent de l'extraire. Il peut aussi servir à enlever le gaz de diverses cavités.

Description de l'instrument.

Il est formé de différentes pièces qui toutes se rapportent les unes aux autres, et servent à différentes opérations chirurgicales.

Ces pièces sont :

1° Le corps de l'instrument proprement dit, en forme de cylindre, de 4 pouces environ de long sur un pouce de diamètre, portant des vis aux deux extrémités.

2° Le piston, composé de trois pièces, la supérieure ou poignée, la tige ou moyenne, l'inférieure ou base.

3° La pièce supérieure de l'instrument, percée d'un trou au centre pour donner passage à la branche du piston et en faciliter les mouvements. La partie interne est un écrou qui sert à la visser sur la partie supérieure de l'instrument.

4° La pièce inférieure, s'adaptant à la partie inférieure du corps de l'instrument de même que la pièce supérieure ; cette pièce est percée de deux trous qui la traversent.

5º Deux tubes de forme cylindrique qui traversent la pièce inférieure, portant un pouce et demi de longueur ; chacun de ces tubes porte une vis à la partie externe et supérieure, où ils sont vissés à l'écrou des petites pièces qui se trouvent logées à la face interne et supérieure où ils sont retenus.

A l'extrémité inférieure et extérieure est une vis à chaque tube. Dans la partie interne du tube n° 1 il y a, à son extrémité inférieure, un rétrécissement ou cône dans lequel se trouve logé le piston, de même qu'au n° 2 ; à l'autre extrémité, on y a pratiqué un écrou qui reçoit une pièce à vis.

6º Chacun des tubes renferme trois pièces qui sont ci-après décrites :

1º Un piston composé de deux parties, le sommet ou la partie supérieure, la tige ou la partie inférieure.

2º Un ressort à boudin.

3º Une petite pièce d'environ trois lignes présente à son bord externe une vis : elle a deux faces, une supérieure, et l'autre inférieure; elle es percée de plusieurs trous.

Pour placer ces pièces dans le tube, il faut prendre le piston, le placer dans le tube, de manière que son sommet aille remplir le vide qui se trouve dans le cône. Ensuite on prend le ressort à boudin qui doit embrasser la tige du piston ; puis on prend la troisième pièce, que l'on vissera dans l'écrou. On aura soin de faire passer la tige du piston dans le trou du centre. Cette pièce sert de support au ressort et à la direction du piston ; les autres trous servent à donner passage au liquide.

7° Deux pièces, une pyramidale et l'autre courbe. La pyramidale, d'un pouce environ de longueur et de six lignes de diamètre, porte à sa partie supérieure un évasement où se trouve pratiqué un écrou ; la partie inférieure se termine en olive ; un peu au-dessus est une vis.

La pièce courbe, de trois pouces environ de longueur, porte à la partie supérieure le même évasement et l'écrou décrits ci-dessus ; à un pouce et demi commence sa courbure ; son extrémité inférieure se termine aussi en olive avec vis ; les écrous de ces deux pièces sont parfaitement égaux et vont se visser indifféremment à la partie inférieure des tubes n°s 1 et 2.

8° Deux petites pièces de forme pyramidale, portant l'une et l'autre un écrou à leur partie supérieure, vont se visser à la partie inférieure de la pièce pyramidale et courbe. Leurs usages sont de couvrir et assujettir la jonction du tube de gomme élastique aux pièces ci-dessus décrites.

9° Deux tubes de gomme élastique de sept pouces environ de longueur, portant un évasement à leur partie supérieure ; ils se terminent en pointe olive, et sont percés d'un trou au centre.

10° Un tube de métal de quatre pouces de long, portant à sa partie supérieure un écrou qui va se visser à la partie inférieure de la pièce courbe. Il se termine par une pointe olive percée de plusieurs trous.

11° Un tube de gomme élastique de cinq pouces ; il est terminé, de même que le précédent, en pointe olive, et percé d'un trou.

12° Deux autres de deux pieds environ de longueur. Pour ces deux derniers, la sonde œsophagienne est garnie à sa partie supérieure et inférieure.

13° Une sonde brisée.

Manière de monter l'instrument.

1° Il faut prendre le corps de l'intrument ;

2° Le piston, que l'on introduira dans l'intérieur ;

3° La pièce supérieure, que l'on placera ;

4° La pièce inférieure sera vissée ;

5° Les petites pièces qui se trouvent logées dans le tube ;

6° Les pièces pyramidale et courbe sur les extrémités inférieures du tube.

7° Les deux tubes de gomme élastique sur les

extrémités inférieures des pièces pyramidale et courbe.

DIFFÉRENTS USAGES.

Injection de la vessie.

Il faut prendre la pièce pyramidale ; le tube élastique à bouton olive, le placer par sa partie supérieure à la partie inférieure de ladite pièce ; ensuite on placera la pièce qui sert à le couvrir et à l'assujettir à sa partie supérieure ; on introduira ainsi le tube élastique dans l'intérieur de la vessie ; on le vissera sur le tube n° 2.

La pièce courbe, armée comme la précédente, sera placée, par la partie *supérieure*, à la vis du tube n° 1.

L'instrument ainsi monté, le bout du tube n° 1 ira plonger dans le vase contenant le liquide préparé pour l'injection ; ce liquide sera introduit dans l'instrument par l'aspiration que détermine le mouvement du piston ; ce liquide, étant introduit dans l'instrument par le tube n° 1, sera conduit dans la vessie par le tube n° 2 par le même mouvement.

Lorsque l'injection aura rempli la vessie, pour en extraire le liquide il faudra dévisser les tubes n° 1 et 2, et placer le tube n° 2 sur le n° 1, c'est-à-dire qu'il y aura un changement de la pièce courbe et pyramidale, et *vice versa*, et par le même mouvement on retirera le liquide qui vient d'être introduit. (Il n'y aura aucun changement dans les tubes, c'est-à-dire que celui qui se trouve dans la vessie doit y rester jusqu'à la fin de l'opération.)

Injection permanente.

Sur l'extrémité de la pièce courbe sera placé un tube de métal de quatre pouces environ et terminé en olive percée de plusieurs trous; le tube sera introduit dans le vagin; la pièce pyramidale, armée comme la précédente et montée sur le tube n° 1, ira plonger dans un vase où sera le liquide préparé pour l'injection.

Pour l'intérieur de l'utérus.

Il faudra prendre un tube de gomme élastique de quatre pouces environ de longueur que l'on placera sur la pièce courbe à son extrémité inférieure; lorsqu'on l'aura assujettie on placera le tout sur le tube n° 2, et le bout sera introduit dans l'intérieur de l'utérus; l'extrémité de l'autre tube sera placée dans le vase où se trouve le liquide qui doit servir à l'injection.

S'il s'agissait de la tympanite de cet organe, il faudrait, pour se servir de cet instrument, changer les pièces, c'est-à-dire qu'il faudrait prendre la pièce courbe armée de son tube élastique à bout olive et la placer sur le tube n° 1 (comme MM. Baudelocque et Larrey).

Paralysie et incontinence d'urine.

Les sondes ordinaires que l'on place dans la vessie ne peuvent remplir d'autres fonctions que celles de servir de conducteur, c'est-à-dire de donner passage aux urines qui dépassent le niveau de l'urètre.

Cet instrument a de plus la propriété non seulement de les conduire au dehors, mais encore de les enlever en entier; par ce mouvement la vessie en éprouve un autre qui la force à se contracter sur elle-même ; par ces mouvements alternatifs on donne du ton à cet organe et on lui rend son énergie.

Cet instrument pourrait également être employé avec avantage dans certains cas des maladies de premières voies, par exemple dans les fistules, fissures, paralysie des intestins, côlon et rectum, et dans le relâchement de ce dernier, où les matières fécales ne peuvent être expulsées par la force de cet organe quand elles se trouvent durcies. Dans ce cas on a eu recours jusqu'à présent à la cuillère, opération désagréable, dangereuse, et souvent sans succès quand l'obstacle se trouve hors de la partie de l'indicateur, ce qui arrive fréquemment.

Il y a des cas où il est impossible aux malades de changer de situation ni d'exécuter le moindre mouvement sans éprouver de grandes douleurs, tels, par exemple, que dans les fractures des extrémités inférieures, et dans les chutes sur la colonne vertébrale; très souvent ces infortunés se trouvent atteints de paralysie des extrémités pelviennes de la vessie et du rectum; les urines ainsi que les excréments sortent par regorgement. Avec cet instrument on peut éviter de grands inconvénients.

Ventouse.

Cette ventouse se trouve garnie en métal, à sa partie supérieure, d'une pièce de forme cylindrique; dans sa partie interne est pratiqué un écrou qui reçoit une vis où se trouvent les pièces suivantes.

N° 1ᵉʳ. Pièce plate de 4 lignes de diamètre, 2 lignes d'épaisseur, et de forme ronde; à deux faces, une supérieure et l'autre inférieure; percée d'un trou au centre, ayant une vis pratiquée à son contour.

N° 2. Une petite pièce de même forme, et percée d'un trou à son centre, deux petits à côté.

Nº 3. Deux petits montants de 8 lignes de longueur environ qui viennent se fixer à la face inférieure de la pièce supérieure, et vont s'engager dans les deux trous de la pièce inférieure : par ce moyen les pièces se trouvent unies ensemble.

Nº 4. Piston qui se trouve placé entre ces pièces ; le sommet va se fixer dans le trou de la pièce supérieure par sa face inférieure, et sa tige se trouve logée dans le trou de la pièce inférieure.

Le piston porte à son sommet une tige qui traverse la pièce supérieure et la dépasse de 2 lignes ; elle porte un petit bouton à sa partie supérieure.

Nº 5. Ressort à boudin, où se trouve logée la tige du piston, s'appuyant en même temps sur la pièce inférieure qui sert à le soutenir.

Après avoir réuni et assujetti toutes ces pièces, on les ajoute à la ventouse.

Avantages de cet intsrument sur le bdellomètre.

Avec une simple ventouse garnie comme il a été dit d'autre part, on peut toujours remplacer le bdellomètre par le moyen de la garniture, qui est composée de manière à ne point se déranger ni s'altérer ; on peut même ôter le sang contenu dans la ventouse sans l'enlever, si on le trouve nécessaire. Les soupapes du bdellomètre ont l'inconvénient de se déranger facilement, soit par l'humidité ou la sécheresse.

Manière de s'en servir.

On prendra la ventouse garnie , on la placera sur le tube N. 1 , on la vissera ; par ce moyen l'extrémité du tube porte sur le bouton, le presse, le force à descendre; par ce déplacement il s'établit une communication entre l'intérieur de la ventouse et l'instrument.

Lorsque le vide est suffisamment établi, on dévisse l'instrument, la ventouse reste appliquée. Pour la lever, il suffit d'appliquer le bout du doigt sur le bouton , on le presse , la soupape s'ouvre, et sur-le-champ elle tombe. Quelle que soit la direction qu'on donne à cet instrument , il est toujours invariable dans ses mouvements.

Cet instrument peut être employé avec avantage dans l'asphyxie et l'empoisonnement. Tels sont les avantages qu'il offre pour les traitements des diverses maladies dans es cas même les plus difficiles.

Asphyxie par submersion.

Il est constant que l'air qui s'échappe des bronches est en partie remplacé par l'eau ; l'épiglotte est toujours relevée, et n'offre plus d'obstacles à l'entrée des liquides dans les voies aériennes. Tous les médecins qui se sont occupés de l'asphyxie par submersion, s'accordent à dire que le submergé meurt par une forte inspiration. Cette assertion a été prouvée par les expériences et les observations faites par Haller, Louis et autres. A l'ouverture des cadavres, on a trouvé la bouche et les narines, le larynx, la trachée-artère et les bronches tapissées d'une écume blanche et sanguinolente ; quelquefois de la vase, de la boue et autres corps étrangers peuvent s'y trouver mêlés ; les poumons sont distendus et crépitants ; le thorax se trouve dilaté, la paroi antérieure élevée, le diaphragme ordinairement refoulé vers l'abdomen. Divers auteurs prétendent que l'eau qui a pénétré dans les bronches est promptement absorbée, et ne porte jamais un obstacle durable au rétablissement de la respiration. Cela peut être pour ce liquide, mais non sans une grande difficulté, à cause de l'état de faiblesse de l'organe respiratoire.

La vase, la boue et autres corps étrangers ne le pourraient être ; et tant que ces corps ne seront pas enlevés, ils empêcheront le retour de la respiration. En supposant même que l'on puisse parvenir à rétablir cette fonction, ces corps occasioneront toujours des maladies graves, telles que l'in-flammation de ces parties, des suppurations, la phthisie, et la mort en sera le résultat. D'après cet exposé, on verra combien est dangereux, dans le traitement de l'asphyxie, l'emploi de l'insuffla-tion. Dans son principe, l'insufflation doit être abandonnée à cause des accidents graves que ne peut manquer de produire cette méthode. En refoulant dans les bronches les mucosités et autres matières qui se trouvent dans les conduits aé-riens, l'air qu'on introduit dans les poumons, avant d'y pénétrer, est obligé de parcourir les conduits qui donnent passage à l'air qui sert à la respiration. Ces conduits se trouvent toujours ta-pissés de matières liquides, gazeuses et autres, qui toutes sont nuisibles à l'asphyxié; l'air atmosphé-rique qu'on introduit dans cet organe ne peut y parvenir dans son état de pureté, étant obligé de traverser, avant d'y arriver, des parties qui se trouvent remplies de matières viciées. Alors se combinant avec elles, il les entraîne avec lui, et les dépose dans les conduits aérifères, qui sont dé-jà distendus par la dernière inspiration; et l'air, étant poussé avec force dans l'organe respiratoi-re, le détendra davantage, et nuira de plus en plus au rétablissement de ses fonctions.

Je regarde donc ce procédé comme un des plus funestes quand on commence par lui; mais, lorsqu'on a dégagé les voies aériennes, ces parties reviennent sur elles-mêmes par le vide qu'on a fait : alors l'insufflation de l'air atmosphérique seul ou mêlé de gaz oxygène devient nécessaire pour ranimer la vie, qui est momentanément suspendue. Ce fluide vivifiant y pénètre sans obstacle dans son état de pureté jusqu'aux extrémités des divisions bronchiques.

Les poumons, ayant été débarrassés des matières nuisibles qu'ils contenaient, sont plus accessibles à l'action stimulante de l'air, qui peut ainsi rappeler plus facilement les fonctions de l'appareil respiratoire.

Dans le traitement de l'asphyxie, pour exciter le mouvement des poumons il faut, disent plusieurs auteurs, exercer une compression sur l'abdomen, refouler vers la poitrine les viscères contenus dans cette cavité, et par ce moyen le diaphragme sera obligé de se porter sur les poumons, les comprimera et les forcera de se contracter; et ainsi ils prétendent leur rendre leurs mouvements. Mais ils ont passé sous silence les accidents graves que peut entraîner cette manœuvre, surtout quand elle est confiée à des personnes étrangères à l'art : car elles peuvent presser outre mesure, sans distinction, sur toutes les parties de l'abdomen. Les viscères contenus dans cette cavité, n'étant recouverts que par des parties souples et molles, sont exposés plus que tout autre aux contusions, car un coup de moyenne force peut produire de graves accidents. Je pense donc que la compression proposée par les auteurs doit être abandonnée, si elle n'est exercée exclusivement par les hommes de l'art, et avec de grands ménagements.

Quant à la saignée, elle n'est indiquée que dans le cas manifeste de congestion cérébrale annoncée par la rougeur de la face, le gonflement des veines, etc. Encore doit-on être très réservé sur son emploi, et seulement quand l'asphyxié donne des signes de vie. L'application de la chaleur sur tout le corps, et principalement vers la région précordiale, seconde efficacement les autres moyens. L'on conseille encore les frictions d'eaux spiritueuses, le galvanisme et l'électricité. Ces moyens pourraient être utiles, sans doute ; mais leur emploi exige un certain temps, et l'activité des soins que réclame l'asphyxié ne nous permet pas de les mettre en usage, car le moindre retard peut être funeste.

Le premier devoir de l'homme de l'art, appelé à secourir un asphyxié par submersion ou autrement, est de chercher à débarrasser les voies aériennes. Pour y parvenir, on a composé un grand nombre d'instruments propres à l'introduction des liquides ou des fluides dans diverses cavités, mais pas un seul convenable pour les en extraire. Celui que je propose a un grand avantage sur ceux qui ont été employés jusqu'à ce jour. Il peut remplacer tous ceux que nous possédons pour l'introduction et l'extraction des liquides et des fluides; et avec lui on aura un appareil qui, par le changement qu'on lui fait éprouver, en forme plusieurs autres.

Pour se servir de cet instrument, et procéder au dégagement des voies aériennes, il faut placer un tube de gomme élastique sur le tube A. Ensuite on introduit l'extrémité inférieure dans une des fosses nasales, ayant soin de fermer l'autre ainsi que la bouche. Sur-le-champ on fera manœuvrer l'instrument; sept ou huit, dix à douze coups suffiront pour débarrasser le larynx, la trachée-artère et les bronches, des mucosités et autres corps étrangers qui auraient pu s'y introduire. Les poumons auront aussi éprouvé un dégagement, et par cet effet reviendront sur eux-mêmes. Après cette opération le tube A sera remplacé par le tube B, qui servira à introduire de l'air athmosphérique ou du gaz oxygène ; on fera exécuter les mêmes mouvements à l'instrument, et, après cinq ou six coups, on recommencera la même manœuvre, c'est-à-dire que le tube B sera remplacé par le tube A, et ainsi de suite ; et par ce mouvement on sollicitera l'action de l'appareil respiratoire.

Si on veut administrer un lavement avec cet instrument, on introduira l'extrémité du tube B dans l'anus, et l'autre ira plonger dans un vase où il y aura un liquide propre à cet effet. Si l'on jugeait nécessaire d'enlever la matière injectée, il faudra substituer au tube B le tube A. Si, au lieu de liquide, on veut introduire un gaz ou de la fumée de tabac, le tube A sera adapté à un appareil où se trouve le gaz ou la fumée de tabac qu'on veut introduire ; on procédera, pour enlever le gaz, comme on a fait pour extraire le liquide.

Si l'on juge l'administration d'un vomitif nécessaire, on l'introduira dans l'estomac à l'aide de mon instrument ; si l'on veut débarrasser cet organe des aliments qui le remplissent, on y parviendra comme nous l'avons dit pour l'extraction des matières contenues dans les autres cavités.

Dans le cas d'asphyxie par les gaz délétères, on a conseillé de les neutraliser pas des agents chimiques. M. Dupuytren pense que le chlore doit être employé pour décomposer l'hydrogène sulfuré. Ne vaudrait-il pas mieux les extraire, pour y substituer de l'air atmosphérique ?

L'instrument que je propose me semble pouvoir remplacer avec avantage plusieurs de ceux qui composent l'appareil de M. Piat, tels que soufflet, seringue et appareil fumigatoire. On y a joint une ventouse dans le cas où on jugerait nécessaire de les appliquer.

Comme l'asphyxié réclame les secours les plus prompts de la part de l'homme de l'art, et que le moindre retard peut le conduire au tombeau, il fallait donc chercher à simplifier le traitement. Pour y parvenir, il fallait s'occuper de la réforme de plusieurs instruments qui composent les boîtes de secours. Ces instruments, dis-je, par leur volume, la difficulté embarrassante qu'on éprouve dans leur emploi, occasionent souvent la perte d'un temps précieux. L'auteur pense que l'instrument qu'il vient de soumettre à l'académie peut atteindre le but proposé, car on peut avec ce dernier lui faire exécuter plusieurs fonctions simultanément. Enfin l'opérateur peut avec cet instrument, sans le quitter de ses mains, introduire des liquides et fluides dans les cavités, soit dans l'appareil respiratoire, dans l'estomac et dans les intestins. S'il s'agit de les enlever, il y parviendra avec la même facilité, et tout le changement qu'il y a à faire est de remplacer les extrémités des tubes dans les cavités, c'est-à-dire de substituer le tube A au tube B, et ainsi de suite.

Si ce nouvel instrument mérite les suffrages de l'académie, si l'humanité éprouve quelque soulagement à tant de maux qui l'accablent, l'auteur aura rempli le seul but qu'il se proposait ; il ne désire pas d'autre récompense.

L'auteur, en donnant dans cet aperçu l'énumération de diverses maladies, n'a pas prétendu en donner une description exacte ni un traitement complet ; il s'est seulement attaché à donner la manière de se servir de son instrument dans les différents cas où il croit nécessaire de l'employer.

DE MÉDECINE.

EXTRAIT

DES PROCÈS VERBAUX DE L'ACADÉMIE.

—

SÉANCE DU 7 DÉCEMBRE 1830.

—

Rapport sur un instrument destiné à faire des injections dans les grands canaux ou réservoirs tapissés par des membranes muqueuses, et à extraire les gaz, les liquides, les substances pultacées, contenus dans ces cavités.

L'Académie de médecine, dans sa séance du 8 juin 1830, a chargé MM. Lisfranc, Ségalas et Marjolin, d'examiner un instrument proposé et imaginé par M. Filhol, destiné par lui à faire des injections dans les grands canaux ou réservoirs tapissés par des membranes muqueuses, et à extraire les gaz, les liquides, les substances pultacées, contenus dans ces cavités. Ce même instrument, auquel on peut adapter des ventouses, peut, suivant son auteur, remplacer la pompe à sein et la pompe à ventouse.

Nous avons examiné cet instrument avec soin, prêt à être employé et démonté; nous avons fait avec lui des expériences nombreuses sur plusieurs cadavres.

L'instrument de M. Filhol est composé d'un corps de seringue en ivoire, long de six pouces et de dix-huit lignes de diamètre. Cette seringue est garnie d'un piston qui s'y adapte très exactement.

La partie inférieure ou l'opuscule inférieur du corps de cette seringue est épaisse de   lignes; elle s'y adapte au moyen d'une vis. C'est dans cette portion inférieure de l'instrument que se trouve placé son mécanisme. On y remarque deux tubes parallèles, garnis chacun d'une soupape. Ces soupapes sont disposées en sens opposé: l'une permet aux fluides de pénétrer dans la seringue quand on attire à soi le piston, et s'oppose à leur reflux quand ils y ont pénétré; l'autre soupape laisse échapper les fluides contenus dans la seringue quand on refoule le piston, et s'oppose à leur rentrée quand on fait le vide dans l'instrument.

Des tubes en métal ou en gomme élastique, de différentes formes, longueurs et grosseurs, destinés à être introduits dans l'œsophage, la vessie, le rectum, le vagin, font partie de l'appareil, et s'ajustent sur ceux qui contiennent les soupapes.

Veut-on employer cette seringue pour injecter un liquide dans l'estomac, par exemple : on introduit par l'œsophage un tube flexible jusque dans ce viscère, et on l'adapte à l'ouverture de la seringue garnie de la soupape, qui s'abaisse quand on refoule le piston. Un autre tube, plongé dans le liquide que l'on doit injecter, est fixé sur le pourtour de l'autre ouverture garnie de la soupape qui correspond à l'action aspirante de la pompe. Il ne s'agit plus alors que d'attirer à soi, et de refouler successivement le piston.

Si l'on veut ensuite extraire le liquide injecté, on dévisse les deux tubes sans avoir besoin de retirer celui qui a été introduit dans l'estomac, circonstance avantageuse et importante à noter ; et on les remonte sur l'instrument, en changeant seulement leurs rapports avec les soupapes.

Nous avons, dans nos expériences, fait péné-

trer dans l'estomac, dans la vessie, dans le rectum, autant de liquide que nous l'avons voulu.
Nous y avons également injecté des gaz ou de
l'air contenus dans des vessies sèches que nous a-
vons presque entièrement vidées. Nous avons aussi bien réussi à extraire de ces viscères les gaz et
les liquides qu'ils contenaient. Les matières pultacées sont extraites difficilement, à cause de l'é-
troitesse des ouvertures fermées par les soupapes;
on pourrait facilement remédier à cet inconvénient.

Plusieurs instruments agissant à la manière des
pompes aspirantes et foulantes, et ayant plus ou
moins d'analogie avec celui que nous avons été
chargés d'examiner, ont été proposés soit en Fran-
ce, soit en Angleterre, pour remplir les mêmes
indications. Vos commissaires ont regretté de ne
pas les avoir tous à leur disposition pour les com-
parer entre eux, et juger de leurs avantages et de
leurs inconvénients respectifs ; mais ils n'hésitent
pas à déclarer que l'instrument proposé par M.
Filhol leur paraît préférable à l'un de ceux qui ont
été importés d'Angleterre, et dont les soupapes,
formées par des globes de métal, se déplacent, et
cessent d'agir dès qu'on cesse de tenir la seringue dans une direction perpendiculaire à l'ho-
rizon.

Leur avis est que l'instrument qu'ils ont été chargés d'examiner peut utilement être employé pour faire des injections de liquides dans l'œsophage, l'estomac, le rectum, le vagin, l'utérus, la vessie.

2° Qu'il convient également pour extraire les gaz et les liquides dont la présence dans ces organes serait une cause d'accidents;

3° Qu'il peut être employé pour l'injection des gaz aussi bien que pour celle des liquides

4° Qu'il peut remplacer la pompe à ventouse.

5° Que son emploi est facile, et que son mécanisme, quoique plus composé que celui de la seringue à soupapes formées par des globes de métal, paraît peu susceptible de se déranger.

M. Filhol pourra, ainsi qu'il se propose de le faire, opérer quelques changements avantageux à son instrument, 1° en faisant construire le corps de la seringue en métal, ce qui le rendra moins fragile et moins dispendieux ; 2° en donnant plus de largeur aux ouvertures dans lesquelles se meuvent les soupapes. On pourra alors extraire plus aisément les matières d'une certaine consistance, telles que le chyme, les mucosités épaisses, le sang caillé.

Signé LISFRANC, SÉGALAS, *et* MARJOLIN, *Rapporteur.*

Le Secrétaire perpétuel certifie que ce qui précède est extrait du procès verbal de la séance du 7 décembre 1830.

Paris, *le* 28 *décembre* 1830.

E. PARISET.

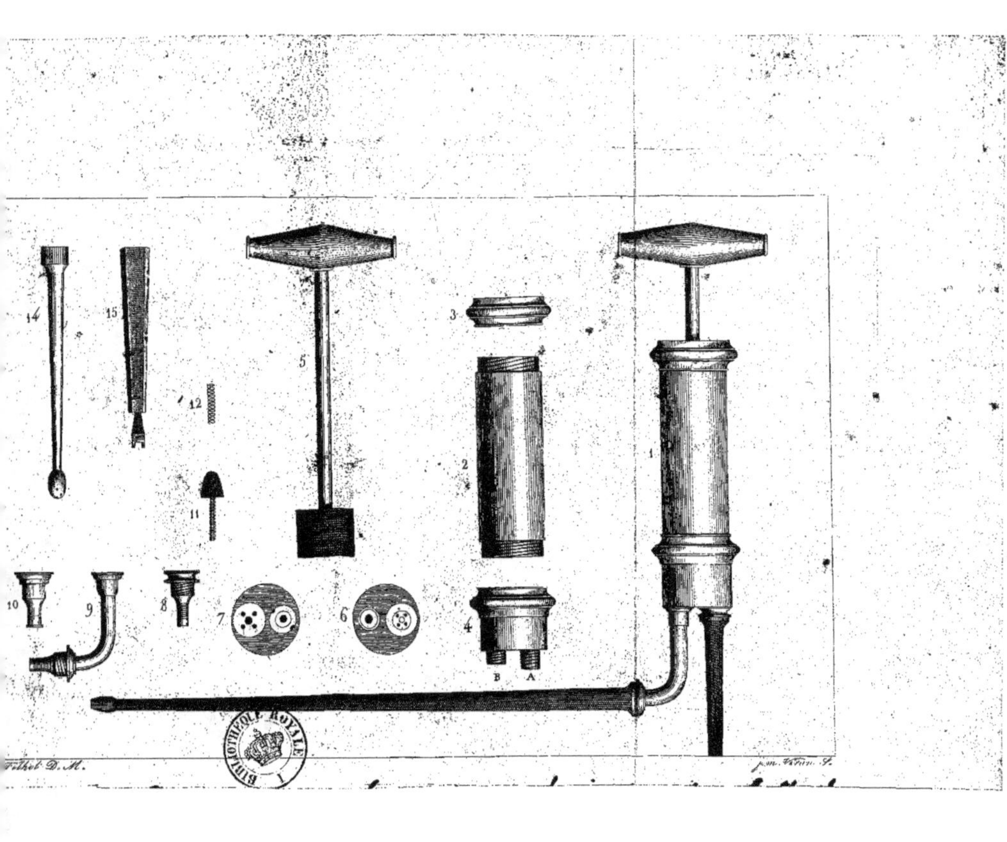

Filhol D.H.
p.m. Victor S.
BIBLIOTHÈQUE ROYALE

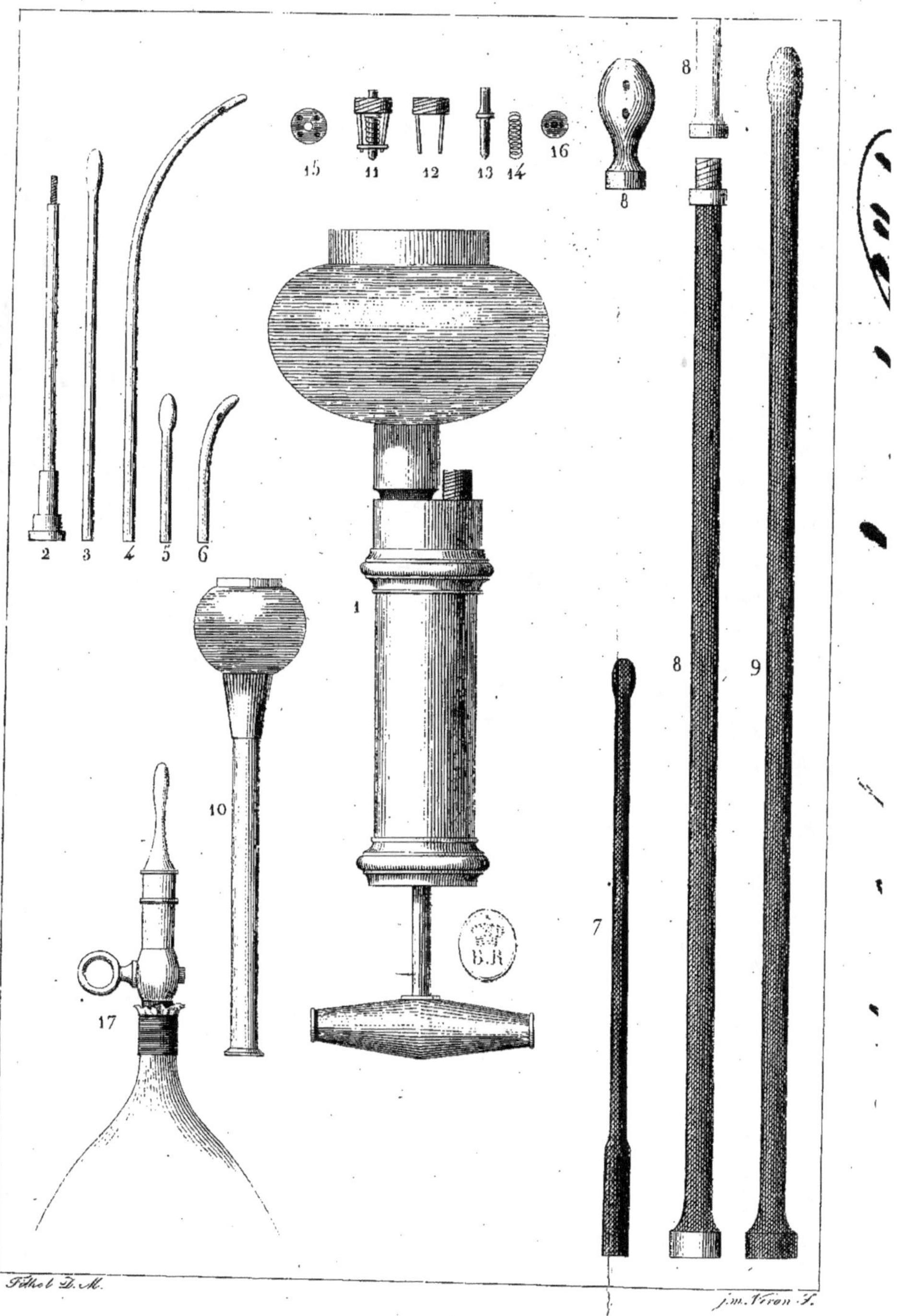

Pidhet D. M.
j. m. Véron S.

www.ingramcontent.com/pod-product-compliance
Lightning Source LLC
LaVergne TN
LVHW020451060726

842525LV00005B/1648